AF246241

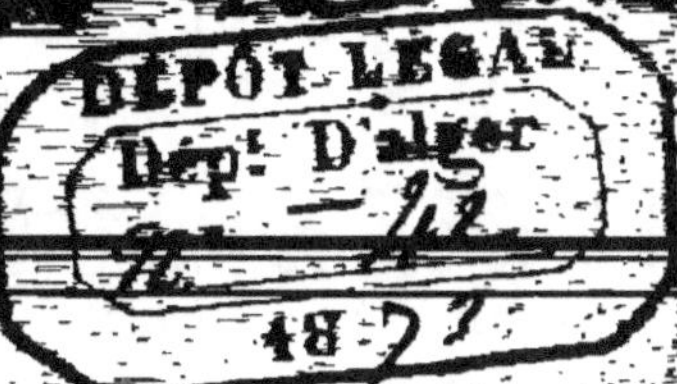

MANUEL HYGIÉNIQUE

DU

COLON ALGÉRIEN

PAR LE

Dr MARCAILHOU D'AYMERIC

La tempérance et le travail sont
les deux vrais médecins de l'homme;
le travail aiguise son appétit et la
tempérance l'empêche d'en abuser.

J.-J. ROUSSEAU.

(Emile ou de l'éducation, t. II.)

Sans hygiène, point d'acclimatement.

MICHEL LÉVY.

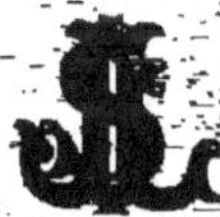

ALGER

IMPRIMERIE JUILLET SAINT-LAGER

2, RUE BAB-AZOUN, 2.

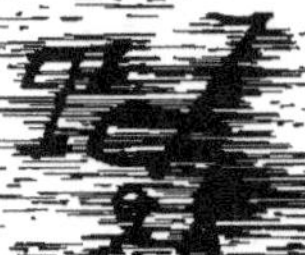

MANUEL HYGIÉNIQUE

DU COLON ALGÉRIEN

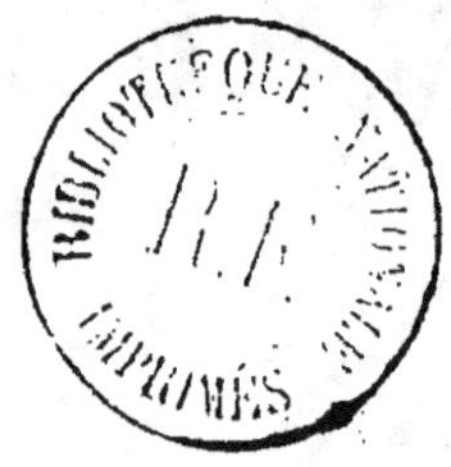

> La tempérance et le tra-
> vail sont les deux vrais
> médecins de l'homme ; le
> travail aiguise son appétit
> et la tempérance l'empêche
> d'en abuser.
>
> J.-J. ROUSSEAU.
> (*Emile ou de l'éducation*, t. II)

Les médecins ont des armes sûres et nom-
breuses dans la pharmacologie, armes dont ils
se servent de temps à autres, mais, dans tous les
instants, dans notre colonie surtout, ils ont recours à l'hygiène pour connaître les influences
bénignes ou contraires à la santé générale.

Être utile aux colons dispersés dans les plaines
et les montagnes de l'Algérie, voilà mon but :
Je tacherai de leur démontrer combien est grande l'influence de l'habitation, de la nourriture,
du travail etc., et les précautions à prendre dès
leur arrivée.

Nous osons espérer que notre petit travail sera
accepté de tous les colons avec une véritable sym-
pathie, il leur est dédié dans ces mêmes condi-

tions. Bien que nous ayons fait tout ce qui dépendait de nous pour rendre ce manuel complet, nous n'osons pas nous flatter d'avoir atteint entièrement ce but ; mais, nous aurons au moins ouvert une voie et nous espérons que des hommes plus intruits et plus habiles, viendront compléter et améliorer notre œuvre, en y ajoutant le fruit de leurs observations et de leur expérience.

De l'acclimatement.

> Sans hygiène, point d'acclimatement.
> Michel Lévy.

L'Algérie prend tous les jours une importance qu'on voudrait en vain méconnaître ; malgré les déceptions éprouvées, ce pays présente un intérêt de premier ordre et les nombreux liens d'estime et d'affection qui nous y rattachent, nous font défendre la cause de la colonisation et enseigner aux occupants et aux immigrants de tous les jours, certaines précautions à prendre dès leur arrivée.

On a comparé les hommes qui s'éloignent du lieu de leur naissance à des végétaux transplantés dans un sol étranger : beaucoup ne peuvent subir les nouvelles conditions dans lesquelles ils sont placés, sans que leur santé ou leur vigueur en soient altérées, au moins momentanément.

De quels soins n'entoure-t-on pas une plante ou un arbuste qu'on veut transplanter, et pourquoi ne s'est on pas ōccupé un peu des hommes qui viennent chercher un abri et fixer leur tente dans la Colonie.

Une mutation que l'arrivant voit opérer chez lui-même, et par laquelle il s'accommode à de nouvelles influences, est représentée dans l'acclimatement qui consiste en une lutte entre les éléments divers du climat et l'homme, lutte continue jusqu'à l'assimilation plus ou moins complète de l'Européen aux conditions diverses des indigènes.

Ainsi donc, avant d'entrer en équilibre, de *s'indigèniser*, si je puis parler ainsi, certaines modifications sont nécessaires à l'immigrant, les fonctions vitales éprouvent successivement un état de gêne, d'irrégularité, susceptible de se transformer en état pathologique ; mais d'ordinaire, cet état se dissipe pour faire place à une harmonie fonctionnelle en rapport avec les nécessités du milieu que l'on habite, de même que les balances agitées cherchent à s'équilibrer dans le repos.

Souvent il arrive que, par défaut de résistance vitale suffisante, soit par suite de maladies, soit d'une hygiène défectueuse, le jeu des appareils languit ; l'hématose, l'assimilation, la nutrition sont en souffrance, les couleurs fraîches du visage s'effacent sous une teinte mate et blême ; les chairs sont moins fermes ; les fonctions digestives s'accomplissent avec lenteur et difficulté ; les forces physiques s'affaiblissent et on tombe dans l'anémie, c'est-à-dire que l'on ne réagit plus que faiblement contre les atteintes morbifiques.

Par ce tableau, on doit comprendre de quels soins hygiéniques doit s'entourer l'immigrant dès son arrivée et dans les premiers mois, les premières années de son séjour en Algérie.

Il doit s'attendre à lutter contre certaines variations atmosphériques, mais il acquerra la tolérance au bout d'un certain temps en se conformant à certaines précautions.

L'acclimatement constitue donc une vie nouvelle, mais les transformations, si profondes qu'elles puissent être, s'accomplissent très souvent sans entraîner de maladie, à preuve c'est qu'on s'accomode de ces influences nouvelles, qu'on peut s'implanter partout en Algérie, grâce aux soins modérateurs de l'hygiène.

Novembre et décembre sont, selon nous, les époques les plus propices au débarquement, mois où les épidémies annuelles n'existent plus.

Dès les premiers jours on devra se nourrir modérément, et composer ses deux repas surtout d'aliments végétaux, ne pas trop manger de gibier et surtout user modérément des condiments si usités dans les pays chauds.

Il faudra aussi ne pas recourir aux alcooliques, préjugé fatal aux arrivants qui pensent, par ce moyen, modérer les sueurs ; nous leur conseillons de boire au début plus d'eau que de vin. On évitera la rosée et la fraîcheur pénétrante des soirées.

L'acclimatement est subordonné au tempérament natif des personnes ; les hommes du Nord éprouvent des altérations physiques et morales d'autant plus profondes qu'ils vont habiter un climat plus différent du leur : aussi verra-t-on l'habitant du Nord se plier moins facilement aux conditions climatériques, et mourir en plus grand nombre que les Méridionaux.

L'habitant du Nord se rapprochera par gradation de l'état des habitants des contrées méridionales et ces derniers s'acclimateront vite et bien : ce qui ne les exclus point de suivre les règles d'une bonne hygiène. La durée de la transformation exigée pour être acclimaté est de deux ans au plus en Algérie.

L'homme a l'avantage d'être cosmopolite ou de pouvoir vivre dans toutes les régions du globe, parce qu'il sait se défendre des influences rigoureuses des climats, par des habitations qui l'abritent, par le feu qui le réchauffe et cuit les aliments indigestes à l'état de crudité, par l'exercice des champs, la culture et les défrichements qui assainissent des terrains insalubres ; enfin, par une vie sociale dans laquelle chacun s'entr'aide.

Nous allons passer en revue les conditions relatives à l'habitation, à la nourriture, aux vêtements, aux travaux des champs et les soins à donner à la première enfance et nous démontrerons que les parents assez sages, assez consciencieux, surtout assez fermes pour bien élever leurs enfants, d'après les lois hygiéniques, seront, en raison des grands avantages qui en résulteront pour la société, de véritables bienfaiteurs publics.

Des habitations.

Les habitations exercent une puissance directe sur la santé : leur situation, leur construction, leur salubrité, sont des objets dignes d'attention ; en effet, la salubrité d'une habitation peut être altérée par le nombre de personnes, la situation et la construction des pièces diverses qu'on élève.

Si on arrivait dans un pays marécageux et qu'on ne pût s'abriter sous des maisons, on s'installerait dans des barraques provisoirement, en ayant le soin de creuser une rigole tout autour pour l'écoulement des eaux pluviales.

Les logements bâtis jusqu'à ce jour pourraient suffire à deux personnes et ils sont néanmoins habités par un nombre double, triple parfois ; c'est pour éviter cette accumulation que nous conseillons à tout colon qui bâtit, de proportionner l'étendue de son foyer au chiffre de sa famille, ou même, s'il est jeune, de l'étendre au delà ? Ce sera un moyen sûr de faire prospérer la génération future.

Il ne faut point oublier que l'air est plus nécessaire aux hommes que l'eau ne l'est aux poissons, et que dès qu'il n'est plus pur, la santé doit en souffrir ; or, rien ne l'altère davantage que les vapeurs qui sortent du corps de plusieurs personnes renfermées dans une petite et même pièce qu'on n'aère point.

Le père de famille, en bâtissant sa demeure, songera donc à dispenser largement à chaque membre les bienfaits d'un air pur, et nous n'aurons plus alors le spectacle des maisons petites, humides, mal éclairées, ne recevant l'air et le jour que par une porte fermant mal, laissant pénétrer en hiver un froid rigoureux, en toutes saisons les exhalaisons putrides des fumiers, des immondices qui croupissent dans l'eau boueuse, où l'on voit s'accumuler sans cesse paille, herbe, déjections etc. Le choix d'un emplacement est une question de première importance.

La maison sera bâtie sur un terrain sec, élevé ; on fuira les vallées, le voisinage des eaux croupissantes et si on s'établit sur le littoral, on s'éloignera des terrains vaseux.

Il est démontré, en effet, que la nature du sol, son exposition, son élévation, sa dépression, sa sécheresse, son humidité, la qualité des eaux qu'on y boit, celle des vents, de l'air qu'on y respire, les saisons dominantes impriment aux habitants des modifications particulières.

On exposera la maison à l'est et on se garantira contre le soleil, par des plantations diverses.

Du choix des matériaux dépend souvent le degré de salubrité d'une habitation, et les colons doivent s'occuper sérieusement de ce choix ; après avoir fait les caves, ils construiront le rez-de-chaussée avec une qualité de pierre qui ne laisse point pénétrer et qui n'entretienne pas l'humidité : on a conseillé de construire toutes les maisons en pierre et avec le mortier à la chaux. Les maisons construites en briques ne sont pas humides et sont salubres, mais il faudra bien s'assurer si la brique est bien cuite et ne se délite pas facilement.

Les murs en pisé ou en terre, garantissant mal des rigueurs de l'hiver, sont peu solides au bout d'un certain nombre d'années, et, partant, peuvent donner lieu à des accidents ; ils ont néanmoins l'avantage de ne pas livrer passage aux insectes, ce qui, pour les constructions rurales, est important.

On a vanté beaucoup l'association de la brique au pisé pour avoir une construction solide — fait pas encore bien admis et prouvé. — Il est inutile en Algérie de donner une grande élévation aux bâtiments, mais il faudra aussi éviter d'avoir des maisons trop basses et par conséquent humides.

On a aussi observé que le toit de chaume livre plus difficilement passage à la chaleur que les toitures de tuiles ou d'ardoises.

L'air et la lumière étant les premiers agents de la salubrité, les colons se logeront dans des bâtiments divisés en autant d'appartements qu'il y aura de familles.

Chaque famille devra avoir un logement spacieux et commode, propre, salubre, qu'on puisse chauffer et bien éclairer.

Rien n'enpêcherait dans une nombreuse famille d'avoir des salles communes pour faciliter ainsi les relations d'amitié qui doivent toujours exister entre parents et pour rendre leur vie attrayante, par mille moyens divers.

Ces familles pourraient même avoir des buanderies communes ; de la sorte, les colons profiteraient des avantages de la vie collective, de la vie en grande réunion et, néanmoins. chacun aurait son chez-soi, son foyer domestique, son intérieur dans lequel il pourrait s'isoler, se retrancher comme dans un sanctuaire inviolable.

La capacité des chambres doit se proportionner au nombre d'individus qui doivent l'habiter et à la durée moyenne du séjour qu'ils y font. Il est nécessaire au minimum d'avoir six mètres cubes d'air par tête et par heure : donc une pièce occupée par deux personnes pendant dix heures, offrira un volume de 120 mètres.

Il faudrait éviter, autant que possible. de faire la cuisine dans les appartements où l'on séjourne le plus longtemps et surtout de se servir des poëles de fonte à cet usage, car on diminuerait l'oxygène de l'air.

La respiration des hommes et des animaux, la combustion et les émanations diverses altèrent la salubrité de l'air des chambres ; aussi a-t-on recours à des moyens propres à purifier l'air. Pour cela faire, il suffit de mettre l'air en mouvement par le vent, la force musculaire humaine, le feu etc.

Les plus simples moyens sont les fenêtres ou ouvertures proportionnées au volume d'air que l'on veut renouveler et déplacer.

L'exposition la plus convenable des croisées est celle vers l'est et le nord, plutôt que vers le midi. L'ouverture dans une partie haute est un bon moyen de ventilation dans les saisons froides, et le feu d'une cheminée spacieuse suffit aussi pour renouveler l'air d'un appartement en toutes saisons.

On n'emploiera pas les papiers de tenture s'infectant trop aisément de toutes sortes d'animaux, qu'on pourra détruire avec une décoction d'absinthe ; le lavage des murs à la chaux vaut mieux, non seulement comme propreté, mais aussi parce qu'il ne retient pas les qualités nuisibles de l'air et de la respiration. On cite plusieurs exemples de cette propriété contagieuse des papiers de tenture, ayant reproduit, même après un temps assez long, des maladies dues aux miasmes conservées dans les tissus des divers papiers.

On aura le soin d'éloigner des habitations-demeures, les écuries, les étables et de donner un libre cours aux eaux ménagères pour ne pas créer ainsi des marées.

Il est inutile de nous étendre sur les dangers de séjourner trop tôt dans les habitations nouvellement construites, et on ne devra en prendre possession et y loger que du huitième au dixième jour.

Le refroidissement des nuits dans les saisons les plus chaudes, prescrit de se couvrir pendant le sommeil.

Le lit, dont l'ensemble compose un meuble sur lequel on a l'habitude de se reposer, offre plusieurs pièces qui font, à certains égards, les fonctions de vêtement : tels sont les draps et les couvertures destinés à envelopper le corps et à le garantir du froid.

Les lits seront exhaussés au dessus du sol et composés de matelats de crins : on pourrait aussi employer les hamacs.

Quand l'insomnie est par trop fréquente, l'été,

on prendra des bains froids le soir pour prédisposer au sommeil et dans la journée, pour modérer la transpiration et débarrasser le corps d'une certaine quantité de calorique.

L'arrivant devra s'en abstenir quelque temps pour ne pas amener une perturbation des fonctions cutanées.

On évitera les bains chauds et on se baignera en été avant dix heures du matin, en hiver vers six heures du soir.

—

Au logement se trouvent annexés les granges, les étables, les écuries, et il est à désirer qu'on puisse distinguer l'habitation humaine de celle des animaux, et guère les éloigner l'une de l'autre.

Dans beaucoup de fermes, les étables sont entourées de cloaques, sans aucun écoulement et les colons croient ainsi conserver les engrais ; les fumiers sont aussi entassées le long des murs de l'habitation et c'est là, que séjourne le purin, répandant une odeur nauséabonde à la moindre chaleur.

La filtration de ces eaux croupissantes pourrait altérer l'eau ménagère.

Chaque habitation doit avoir une fosse d'aisance et qui ne sera jamais remplacée par un baquet. Si on voulait utiliser les matières fécales, on désinfecterait par le sulfate de fer et les excréments ainsi désinfectés pourraient être répandus, sans qu'il en résulte aucune incommodité ni accident.

Les déjections de porcheries, à odeur si mauvaise, seront enlevées au fur et à mesure de leur production et on ne les entassera jamais.

On aura aussi le soin de donner un écoulement aux flaques provenant de ces déjections si abondantes à la suite de la nourriture verte,

On doit comprendre que ces eaux croupissantes donnent naissance à des miasmes, mis en mouvement par les animaux domestiques qui vont s'y vautrer, et, où se nourrissent et meurent des myriades d'infusoires etc.

Il nous suffit d'indiquer le mal, pour que désormais chacun applique le remède.

De l'alimentation.

L'aliment est pour l'homme ce que le sol est pour le végétal et on a même remarqué que la constitution, le tempérament. les facultés morales de l'homme changent avec les aliments.

Nous nous occuperons successivement des divers effets produits sur l'alimentation par les substances animales végétales et les boissons.

1° *Les substances animales* sont très nourrissantes et leur usage influe sur l'énergie; car, il est constant, que les hommes vivant par habitude de chair et d'aliments aromatisés ont plus d'activité, de vigueur physique et morale que ceux qui vivent d'aliments purement végétaux, fades, doux et se contentant de fruits rafraichissants; de même que les animaux carnivores sont bien plus forts et courageux que les ruminants et autres herbivores.

Les viandes les plus nutrutives sont les noires, c'est-à-dire celle de lièvre, sanglier, bœuf, mouton, oie, canard etc.

Le mouton mangé en cotelette se digère bien : c'est pour cela qu'on le prescrit aux convalescents qui en font usage, après les viandes blanches, le lait et les œufs.

Parmi les viandes blanches, c'est-à-dire celles qui contiennent moins de substance réparatrice, nous pourrions peut être comprendre le porc, dont la viande est très nourrissante : on devra en manger avec précaution, surtout à cause d'une certaine irritation de la peau produite par une ingestion continue et prolongée, phénomène très évident en Algérie.

L'agneau, le veau, le cochon de lait, le lapin, les poules etc. sont des viandes blanches : elles ont l'avantage de ne pas fatiguer l'estomac, de nourrir suffisamment les personnes délicates et les convalescents.

Les poissons en général sont d'une digestion facile.

Tout le monde sait les services rendus par les œufs et le lait, aliments usuels dans les campagnes, et on dirait vraiment que Dieu a toujours mis à notre portée l'aliment qui, le premier, ainitié l'estomac aux fonctions qu'il devait exercer pendant toute la vie.

Aliment habituel du pauvre, le lait devient aussi le mets recherché du riche, et dans les deux cas, sous des formes et des compositions variées, il donne toujours lieu à des effets salutaires.

Quand on ajoute du café, il excite l'estomac, le cerveau, et donne une certaine énergie jusqu'au repas prochain.

Le beurre se digère avec facilité, quand il est pris avec un peu de sel.

Les fromages sont de bons auxiliaires après les repas, pour forcer l'estomac à réagir contre les aliments qu'il contient.

Les préparations communiquent aux aliments des propriétés qui interviennent favorablement dans la constitution de l'homme ; mais, sans vouloir entrer dans des détails culinaires, nous nous bornerons à noter les différentes manières de cuire les chairs.

Le rôti bien fait retient toutes les parties solubles de la chair et est couvert d'un enduit brun, analogue, quant au goût, au sucre brûlé ; c'est cet enduit qui donne une saveur agréable au rôti.

Ce mode de préparation est nourrissant et tonique, et certaines personnes le supportent mieux que tout autre aliment.

Le rôti est surtout nécessaire pour les viandes visqueuses, telles que les cochons de lait, l'agneau, le chevreau.

Le bouilli consiste en une extraction du suc de la viande étendu dans l'eau qu'on nomme bouillon. Les viandes bouillies ont moins de saveur, sont moins toniques que les rôtis.

On emploie les viandes bouillies quand on craint une excitation et ce mode d'opération est nécessaire pour ramollir certaines viandes, telles que les volailles etc.

La préparation à l'étuvée donne une viande nourrissante et aisée à digérer.

Nous ne nous étendrons pas d'avantage sur ces opérations culinaires, renvoyant à des traités spéciaux sur cette matière.

2° *Substances végétales.*

La première substance qui se présente à nous est le froment, dont la semence nous donne le pain, base des repas. Le froment étant un aliment complet, c'est-à-dire réunissant toutes les substances utiles à l'économie, nous n'en ferons point l'éloge.

Les légumes verts, les pommes de terre, le riz etc. sont préférables tendres que quand ils sont mûrs et secs.

Après les substances végétales féculentés, viennent les herbages, les racines et les fruits.

Nous recommandons de composer ses repas de viande et de légumes. En effet, la délicatesse de l'estomac, ne peut supporter que péniblement la nourriture exclusive de la chair ; le goût même y répugne souvent ; il est de même utile de modérer l'usage exclusif des végétaux qui s'assimilent avec lenteur ; de là, est né le besoin d'une grande sobriété et des épices.

3° *Des boissons*

Les boissons aident à la digestion des aliments.

L'eau est la plus naturelle, la plus simple et la meilleure boisson quand elle est pure, ce qui est rare en Algérie.

On peut, il est vrai, lui rendre sa pureté au moyen des filtres et, dans ce cas, certaines personnes s'en trouvent bien.

Le bon vin coupé d'eau est la meilleure boisson pour les colons. ou bien l'eau coupée avec le lait. ou de l'eau vinaigrée dans l'intervalle des repas.

Quelques fruits à sucs acides aromatiques, tels que les oranges, les grenades et les citrons conviennent dans une juste mesure pendant les premières années de séjour.

En résumé, les colons qui s'occupent de travaux pénibles, tels que défrichement, labourage etc., auront recours au vin pris modérément et au café.

On a l'habitude en Algérie de prendre une infusion de café le matin à jeun ; cet usage est très bon et nous le recommandons quoiqu'on dise qu'on ne doive pas faire un abus de cette boisson.

Un docteur algérien expérimenté, a avancé que le café pris en quantité tuait tout autant de monde que les fièvres. — Opinion tout à fait personnelle. —

Nous avons consulté bon nombre de nos collègues sur cette idée, nous avons nous-même rénuméré les souvenirs de notre clientèle en Algérie, et je puis affirmer. qu'il y a bien quelques gastrites par suite de l'abus excessif du café chez les Arabes, mais ces cas sont si minimes qu'ils ne méritent pas d'appeler longtemps l'attention.

La chaleur portant à la tête les boissons alcooliques, leur usage sera rare ou même interdit ; d'ailleurs, les falsifications et les altérations, sous l'égide même de la patente, sont tellement grandes qu'il serait souvent difficile d'y retrouver les matières premières.

Si on veut user de liqueurs spiritueuses, on préférera les liqueurs simples, telles que eau-de-vie, pour ne pas être la dupe des manipulations frauduleuses si répandues dans la colonie.

L'ivrognerie tue en détail et dans tous les temps et l'abus des boissons est un des grands maux de l'Algérie, non seulement chez les hommes, mais, chose fâcheuse à dire, chez les femmes qui ne sont pas blanches de toute accusation d'intempérance.

Les uns disent vouloir *tuer le ver* avec un verre d'absinthe dès leur lever, comme si le café noir n'était pas meilleur à tous les points de vue ; les autres disent boire l'absinthe, parce que les travaux pénibles des champs exigent qu'on prenne une liqueur tonique.

Ceux-ci cherchent dans le vin l'oubli de leur misère ; ceux-là, des tracas du ménage ; à ces derniers, tous les alcooliques sont bons.

En Algérie, on doit néanmoins faire un usage modéré des boissons alcooliques, pour soutenir les forces épuisées par la chaleur et les sueurs, mais il y a loin d'un usage modéré à l'abus? et on doit être frappé de ce fait : que si l'énergie est stimulée artificiellement au prix de l'affaiblissement consécutif des forces par l'ingestion d'une faible quantité de boissons alcooliques, à plus forte raison, leur abus doit-il entraîner des perturbations nuisibles.

Des vêtements.

Ce qui nous frappa dès notre arrivée en Algérie, ce fut de voir le soin avec lequel les indigènes préservent leur tête contre les rayons du soleil, et nous ne pouvons qu'attribuer à leur capuchon de les préserver des insolations. L'habitude du bournous gagne tous les jours du terrain et à défaut, les colons se trouveront bien du grand chapeau de feutre à larges bords, en vogue depuis quelque temps.

Si un colon était forcé de coucher dans la campagne, il aurait le soin, comme les Arabes, de bien s'envelopper la tête ; pour cela, un manteau à capuchon serait nécessaire, ainsi que dans les temps de pluie, pour éviter d'être saisi par l'humidité, surtout quand on se trouve éloigné de son habitation.

Le ventre est un des organes les plus sensibles aux variations atmosphériques ; aussi doit-on le protéger au moyen de larges ceintures qu'on appliquera directement sur la peau et qu'on ne quittera point : c'est un bon moyen de guérir les flux du ventre, les coliques chez certaines personnes qui n'en font pas usage.

Les vêtements de laine appliqués sur la peau sont plus sains que ceux de linge qui laissant promptement échapper la sueur dont ils sont imbibés, produisent une évaporation et un refroidissement dangereux.

Les tissus de laine seront nécessaires aux personnes qui transpirent beaucoup.

Les habillements blancs, décolorés, réfléchissent la chaleur et ne l'absorbent pas ; par conséquent, ils sont moins chauds que ceux de couleur noire : c'est d'après ces principes que les Algériens font usage des vêtements décolorés.

Les chapeaux blancs sont, d'après ces mêmes principes, préférables aux chapeaux noirs dans la saison chaude et vice-versâ.

Rien ne sera donc plus simple que de distinguer les vêtements et habits d'hiver et d'été ; les premiers seront ceux qui étant mauvais conducteurs du calorique, ont la propriété de maintenir la température naturelle à la surface du corps et de ne pouvoir lui communiquer celle du dehors, tels sont les tissus de laine, les fourrures, tandis que ceux de chanvre, de lin. de coton formeront l'habillement de la saison chaude ; on évitera aussi des affections pulmonaires graves. Pour les couleurs, on se conformera à ce qui vient d'être dit tout-à-l'heure.

Les vêtements larges sont les plus avantageux et seront les plus usités, surtout dans les saisons chaudes et tempérées et ainsi ne se trouveront pas gênées ni entravées l'action musculaire et la circulation : Une maxime à se rappeller, c'est que les habillements ne doivent ni trop gêner ni trop serrer.

Pour les personnes qui redoutent le froid et les suites du dérangement qu'une prompte évaporation peut apporter dans la transpiration, nous leur conseillons de préférer la flanelle au linge.

Ceux qui par régime ou habitude feront usage de la flanelle sur la peau, ne pourront la quitter impunément, car le moindre refroidissement, le moindre courant d'air provoquent des accidents : on aura le soin d'en changer à la moindre imbibition de sueur.

Les manteaux de caoutchouc ont été proposés · c'est, selon nous, un vêtement malsain et qui doit être banni, attendu que la transpiration ne peut se faire.

Les chaussures méritent beaucoup de soin, car elles préservent les pieds de l'aspérité du sol, du froid, etc. La chaussure doit maintenir le pied sec et ne pas laisser pénétrer ni l'eau ni le sable ; elle doit aussi être large.

On commence et avec raison, à renoncer à la botte qui est une véritable armure enveloppant le membre d'une couche atmosphérique toujours chaude ; en été, les bottes sont chaudes et incommodes à cause de l'imposibilité du courant d'air. La botte est en outre. une chaussure peu favorable à la marche en ce qu'elle nuit au jeu de l'articulation du pied avec la jambe.

Les souliers et bottines sont plus favorables, parce qu'ils donnent une facilité plus grande dans les mouvements : on les graissera de temps en temps avec de l'axonge pour les rendre imperméables.

Nous avons vu un grand nombre de colons faire usage du sabot, qu'ils remplissent de foin ou de paille : c'est un choix heureux. parce que le sabot étant mauvais conducteur du calorique, isole les pieds du sol beaucoup mieux que les souliers et les préserve de l'humidité : les souliers ont sur les sabots l'avantage de ne pas exposer aux entorses.

La cravate n'est pas d'une grande utilité, surtout si on porte des chemises de laine ou de flanelle. Si on en a l'habitude, il faudra en porter une légère et lâche.

Travaux des champs.

Tout se tient, tout se lie dans l'économie humaine, aussi l'exercice, c'est-à-dire le travail a-t-il une grande influence sur la santé générale ; on n'a qu'à réfléchir à la masse musculaire qui fait mouvoir la charpente humaine, masse considérable relativement aux appareils organiques, pour juger de la nécessité du jeu des divers organes et de l'heureuse influence des mouvements sur les fonctions intérieures.

Il est inutile d'entrer dans des considérations sur les changements produits par le travail dans les divers fonctions, mais qu'il nous suffise de dire qu'un exercice réglé avec sagesse stimule les organes et augmente leur vigueur.

On est souvent frappé de l'air de santé que respirent les gens des campagnes, mais le secret est dans le travail journalier : aussi voyons-nous peu ou même point de tempéraments lymphatiques chez les laboureurs, chez qui l'exercice modéré contribue au maintient et à la conservation de la santé.

Les personnes qui travaillent sont donc plus fortes, plus vigoureuses que celles qui mènent une vie oisive.

Il faut donc travailler tous les jours d'une manière méthodique et sage.

Il est plus avantageux de travailler en plein air, que dans un lieu clos, sur un terrain sec et élevé, que dans le voisinage d'endroits marécageux, d'amas d'eaux stagnantes.

Les colons ne braveront pas le soleil, et auront la précaution de se couvrir de larges chapeau, pour éviter des accidents ; ils pourraient imiter un peu les indigènes, qui, pendant les heures de la plus forte chaleur, s'enferment dans leur demeure pour y goûter une agréable fraîcheur, qu'ils entretiennent par de légers courants d'air.

On doit commencer le travail une heure après le lever du soleil, et faire quelques heures de sieste pendant les chaleurs : les heures de repos seraient de dix à trois heures.

Si, en rentrant des champs, le colon a le corps échauffé ou en sueur, il évitera le froid, changera de linge, se fera essuyer et se tiendra chaudement quelque temps, car, l'impression du froid même léger peut porter un travail inflammatoire sur un viscère.

L'impression d'une boisson froide sur l'estomac peu déterminer soudain les mêmes accidents ; nous conseillerons donc, quand le corps se trouve excité par l'exercice, de prendre un verre de bon vin, et de se couvrir de vêtements secs, au moins le haut du corps.

Le soir, on rentrera de bonne heure pour éviter l'humidité et l'influence miasmatique. Les défrichements se feront toujours avant ou après les fortes chaleurs.

L'homme étant un instrument symétrique très bien accordé naturellement, ses fonctions doivent s'exécuter dans un ordre rhythmique, par des révolutions régulières ; ces faits se manifestent, non seulement dans les fonctions qui impriment un branle uniforme à la machine humaine, mais encore par le retour nécessaire et périodique des besoins de dormir, manger etc., à des heures fixes chaque jour.

On a admis que cinq à sept heures de sommeil suffisent ; mais, nous laissons le colon juge de ce besoin du repos imposé comme loi de nature et variable suivant les saisons.

Nous appellons l'attention sur un accident qui survient fréquemment aux batteurs, c'est de se méfier de ce nuage de poussière irritante qui s'attache à leurs cheveux, s'insinue même dans les bronches, par suite de l'opératien du battage.

Plusieurs médecins ont avancé, et nous sommes de cet avis, que ces poussières, vu leur légéreté spécifique, sont entraînées dans les poumons qu'ils irritent et que c'est à ces corpuscules qu'on doit attribuer l'origine de certaines phthysies.

Hygiène de la première enfance.

Une opinion déjà émise est que les enfants en

Algérie s'élèvent difficilement, mais une grande part de la responsabilité incombe aux parents qui n'approprient pas assez le régime aux conditions du climat, et qui n'entourent point l'enfance de soins hygiéniques.

Nous croyons avec bon nombre de médecins, que les enfants viennent tout aussi bien en Algérie qu'en Europe et si quelques-uns succombent, c'est que les nourrices n'ont point de lait et que les nourrissons meurent d'inanition.

Pourquoi la dentition est-elle un passage si dangereux pour beaucoup d'enfants ? parce que leur ossification est retardée, faite d'un allaitement suffisant. On croit alimenter avec des sucreries, des substances animales et végétales, mais aucune n'a cette proportion de matériaux. toute préparée par la nature et nécessaire à l'état physique de l'enfant, comme le lait.

La bonne hygiène veut, autant que faire se peut, que l'enfant soit nourri par la mère, à moins que celle-ci n'ait sa santé ébranlée par le germe d'une maladie, car la santé de la nourrice est de la plus haute importance.

Dans les maladies chroniques et les maladies aigües fébriles, le chiffre des principes solides du lait augmente, ce qui constitue une altération fâcheuse, d'où résultent pour l'enfant des indigestions et des entérites consécutives.

Le médecin doit toujours être consulté pour le choix d'une nourrice, choix très-délicat, car, il s'agit de garantir à une famille l'abondance, les bonnes qualités du lait, une bonne constitution de la nourrice.

On évitera d'élever les enfants au biberon et

on aura plutôt recours au pis d'une chèvre ou mieux à une nourrice. L'essentiel serait que la nourrice put donner un lait de même âge que le nourisson, car le lait trop vieux est plus épais et plus substantiel que ne l'exige l'état de l'enfant, dont la digestion sera mauvaise ou pénible, et c'est là une des causes d'affaiblissement chronique de l'estomac.

On réglera l'enfant dès les premiers jours pour l'allaitement ; on le soumettra à un régime régulier, tel que de lui donner le sein toutes les trois heures par exemple ; mais cette fixation des heures de repas n'a rien d'absolu. Puis, au bout de quelques mois, on l'habituera par degrés insensibles à une alimentation autre, telle que crême de riz, panade etc., mélangées au lait qui sont préférables aux indigestes bouillies. Ce régime pourrait être mis en pratique entre le quatrième et le sixième mois.

Les patisseries étant indigestes seront aussi exclues.

Le mamelon doit toujours être propre pour éviter les convulsions et les maladies de la bouche.

On couchera les enfants de bonne heure et ils dormiront au moins deux ou trois heures dans le jour : Plus l'enfant sera jeune et plus on devra être indulgent pour la durée de son sommeil.

La pièce de la maison destinée aux enfants présentera certaines dimensions, à cause de l'activité respiratoire de cet âge.

On fera coucher les enfants sur des paillaissons remplis de paille d'avoine ou de maïs et pendant le sommeil, on les couvrira un peu plus : Une gaze les défendra contre les insectes.

Il y aurait un avantage réel à laisser la **tête** découverte, mais quand il faudra la protéger, **on** pourra user de petits bonnets en toile.

A peine né, le maillot, les bandes entravent les premiers mouvements de l'enfant : Nous sommes d'avis de ne jamais mettre de maillot et d'appliquer seulement quelques bandes larges serrées modérément avec des cordons : Suivons donc **un** peu la simple nature qui n'exige pas la torture d'un enfant par le maillot.

Une chemisette, une brassière de laine, un fichu pour le cou, voilà les vêtements pour la partie supérieure.

Pour les parties inférieures, trois langes, le premier de toile, les deux autres de laine épaisses, qu'on peut laisser frotter quand la température est douce et se fixant aux autres pièces de l'habillement, dans la saison froide.

En hiver, de petites chaussures de laine tricotées seront bonnes, surtout dans les premiers mois.

Il est utile de changer souvent les vêtements de l'enfant, qui s'imprégnent rapidement des excrétions abondantes et d'ordures : il ne faut pas pour cela l'accabler de vêtements ni comprimer ses parties naissantes qui ont besoin de beaucoup de liberté pour se développer d'une manière régulière, surtout la poitrine, dont la compression, par un maillot ou tout autre vêtement, peut fomenter des déformations.

Je crois qu'il n'est aucun homme aujourd'hui qui viendra défendre la compression du maillot et qu'il n'y a aucun médecin partisan de ces dangereuses entraves, car enfin, tout le monde doit comprendre qu'il n'y a rien de plus avantageux pour la santé que de laisser épanouir en liberté, l'organisation des enfants.

A quatre mois, on remplacera les langes inférieures par une petite jupe de laine, des bas et des chaussons.

Nous recommandons deux ablutions générales et rapides par jour avec de l'eau tiède et chaque fois que le besoin s'en fait sentir. — Une mère est le meilleur juge dans la circonstance.

On aura soin de faire sortir l'enfant tous les jours au moins trois heures.

La dentition donne lieu à de nombreux accidents.

Pourquoi remarque-t-on la plus grande mortalité à l'époque de la première dentition? On a cru voir dans celle-ci une crise fatale aux nourrissons, mais la nature n'a pas ainsi créé des maladies dans les diverses opérations de l'enfance et il faut plutôt attribuer les nombreux accidents au mauvais allaitement, à la grossière nourriture, telle que les bouillies, les sucreries qui ne fournissent point du phosphate de chaux, si indispensable à la formation des os et d'autres éléments non moins nécessaires.

Il est une cause purement mécanique, c'est la sortie des dents à traver les gensives, irruption douloureuse qu'on peut favoriser par des hochets, pour que les enfants ne mordillent point leurs doigts.

L'incision des gensives pour favoriser cette sortie dentaire souvent difficile et cause de convulsions, nous a réussi souvent.

Nous ne sommes pas partisan de l'usage de ber-

cer les enfants pour les endormir, car ils de-
viennent exigeants par la suite, outre que ce mouvement alanguit la circulation du sang et prédis-
pose aux congestions cérébrales.

Nous ne conseillons pas non plus les rideaux
ni les alcoves.

Quand l'enfant commence à se livrer à des
exercices plus actifs, les habits doivent, tout en
le préservant des vicissitudes atmosphériques, lui
laisser une liberté complète des membres.

Lorsque les enfants sont forts, bien constitués,
on emploiera les vêtements légers, faits de coton
principalement, pour qu'ils s'habituent aux variations climatériques.

Sitôt qu'ils commenceront à se trainer sur
leurs jambes et leurs mains, on couvrira les
dallages des chambres ou les parquets d'une natte
ou d'un tapis pour éviter la suppression de la
transpiration, et apprendre à l'enfant à marcher.

Les enfants doivent être allaités en Algérie
jusqu'au 18 ou 20e mois. L'orsqu'on s'est décidé
à sevrer un enfant, il vaut mieux le faire brus-
quement que de diminuer progressivement l'allaitement ; dans ce dernier cas, le lait s'altère et
peut devenir nuisible.

Le sevrage n'aura jamais lieu pendant les chaleurs et la mère aura le soin de confier son enfant à une autre personne qui sera chargée de lui
donner tous les soins convenables.

Si l'enfant tourmente trop la mère, on le dé-
goute en plaçant sur le sein de l'aloës ou de la
moutarde.

On devra vacciner le plutôt possible.

On ne proscrira pas les fruits mûrs ou cuits,

sucrés, moux, palpeux et même acidulés, qui conviennent à un enfant pourvu de dents. En effet, sitôt qu'un enfant peut marcher, ne quitte-t-il pas volontiers le sein maternel pour les dattes, figues, oranges etc., qui tombent mûrs à leurs pieds, où leur servent d'amusement et de nourriture ? — D'ailleurs l'homme est naturellement frugivore.

L'usage habituel du vin ne convient pas, parce qu'il stimule trop l'organisation enfantine : nous préférons voir donner le vin sucré.

Nous ne nous arrêterons pas d'avantage sur l'importance qu'il y a de veiller sur la nourriture des enfants.

La chaleur étant un excitant essentiel de la vie, on doit comprendre qu'elle hâte les phases de l'accroissement, fait évident en Algérie, mais ce n'est pas une raison pour astreindre l'enfant du colon à un travail précoce.

En faissant travailler les enfants à un âge, où ils ne devraient être occupés que des jeux d'enfance, on les empêche d'acquérir entièrement leurs forces, de même que les personnes qui frappent un pauvre innocent qui n'a pour toute défense que des pleurs, sont des barbares, je dirais même des brutes, indignes d'être des hommes.

CONCLUSION.

Nous n'avons pas écrit ceci pour l'habitant des

villes moins exposé aux influences du climat que le laboureur, l'agriculteur courbé sur ses guérets et affrontant les injures de l'air. Partout la classe opulente et élevée de la société se soustrait par sa fortune aux influences trop vives du climat, et partout les castes misérables éprouvent les dures impressions de l'air et de la terre.

L'habitant des campagnes *(fortunatus nimium)*, n'est pas aussi heureux qu'on a bien voulu le dire, car il est soumis à un travail pénible, ingrat, s'il ne veut voir la misère, et il oublie encore les principes de l'hygiène la plus élémentaire.

Nous avons pu apprécier par nous-même, les meilleures dispositions sanitaires où se trouvent les colons algériens et c'est de là, que nous est venue l'idée de tenter quelque chose pour l'instruction hygiénique.

Tout nos efforts, quoique bien faibles, on tendu vers ce but et puissé-je être utile ?

Et vous, Alsaciens et Lorrains, qui, à l'exemple de Caton d'Utique déchirant ses entrailles pour ne pas subir le joux d'un tyran, avez donné au monde le noble spectacle d'un exil volontaire sur une terre hospitalière, plutôt que de caresser la main qui vous écrasait, prenez du courage et conservez vos mâles sentiments d'énergie, si magnanimes et si honorables pour le jour de la délivrance.

Alger. — Typ. Juillet St Lager.